DIETA VEGANA

45+ frullati vegani per rimanere sani e freschi
(E più frullati vegani per rimanere sani e freschi)

Ugo Zito

Traduzione di Jason Thawne

© **Ugo Zito**

Todos os direitos reservados

Dieta Vegana: 45+ frullati vegani per rimanere sani e freschi
(E più frullati vegani per rimanere sani e freschi)

ISBN 978-1-989891-43-8

TERMINI E CONDIZIONI

Nessuna parte di questo libro può essere trasmessa o riprodotta in alcuna forma, inclusa la forma elettronica, la stampa, le fotocopie, la scansione, la registrazione o meccanicamente senza il previo consenso scritto dell'autore. Tutte le informazioni, le idee e le linee guida sono solo a scopo educativo. Anche se l'autore ha cercato di garantire la massima accuratezza dei contenuti, tutti i lettori sono avvisati di seguire le istruzioni a proprio rischio. L'autore di questo libro non potrà essere ritenuto responsabile di eventuali danni accidentali, personali o commerciali causati da un'errata rappresentazione delle informazioni. I lettori sono incoraggiati a cercare l'aiuto di un professionista, quando necessario.

INDICE

Parte 1 1

Capitolo 1 - Colazioni Vegane 2

BENEFICI DI UNA DIETA VEGANA 3
INGREDIENTI COMUNI NELLE COLAZIONI VEGANE 5

Capitolo 2 - Succhi E Frullati 7

FRULLATO VERDE 7
FRULLATO AL CIOCCOLATO PECCAMINOSO 8
FRULLATO DELLA FESTA 10
SUCCO DELL'ALBA 12
FRULLATO AL LIME 13
FRULLATO ALLA BANANA 14
FRULLATO ALLA TORTA DI MELE 16
FRULLATO ALLA FRAGOLA 17
FRULLATO DI MENTA AL CIOCCOLATO 19
FRULLATO AI MIRTILLI 21

Capitolo 3 - Dolci 23

PANCAKE ALLA FRAGOLA 23
MUFFIN AI MIRTILLI 26
PANCAKE AL BURRO D'ARACHIDI 28
PANCAKE DI PATATE 31
TORTA DI CAROTE 33
MUFFIN ALLE MELE 35
PANCAKE DI FARINA DI MAIS 37
PANE ALLA ZUCCA 39
BISCOTTI DI FRUMENTO 41
MUFFIN ALLA CRUSCA 43

Capitolo 4 –Oatmeal E Porridge.. 46

OATMEAL ALLA CARRUBA E BANANA 46
OATMEAL ALLA TORTA DI ZUCCA 48
PORRIDGE DI GRANO SARACENO.. 49
IRISH OATMEAL.. 51
OATMEAL DI PATATE DOLCI IN CASSERUOLA 53
GRANOLA FACILE.. 56
OATMEAL ALLE MELE 58

Capitolo 5 - Conclusione.. 61

Parte 2... 62

Introduzione 63

Capitolo 1: Ricette Vegane Di Zuppe E Stufati Ad Elevato Contenuto Proteico.. 66

ZUPPA DI TOFU AGROPICCANTE 66

Zuppa Di Miso Con Tofu E Zucca....................................... 69

CHILI VEGANO AD ALTO CONTENUTO DI PROTEINE 71
ZUPPA DI TOFU E PISELLI SPEZZATI 72
CHILI VEGANO AL PEPERONCINO DI CAYENNA 74
ZUPPA CREMOSA DI POMODORO E TOFU.................................... 75
STUFATO VEGANO DI ZUCCA SQUASH 77
CURRY DI TOFU E ZUCCA SQUASH 79
CHILI DI ZUCCA CON SLOWCOOKER 82
ZUPPA DI FAGIOLI NERI 83
ZUPPA PICCANTE DI FAGIOLI 85
STUFATO PICCANTE DI FAGIOLI 86

Capitolo 2: Ricette Vegane Per Piatti Principali Ad Elevato Contenuto Proteico.. 89

Insalata Di Fagioli Neri E Mais	89
Tofu Sichuan	91
Tofu Arrosto Al Lime	94
Tofu Al Sesamo	95
Sformato Di Zucca Squash	96
Tofu Saltato Con Anacardi	99
Insalata Piccante Di Tofu E Ceci	102
Cavolo Al Tofu	104
Tofu Kung Pao	106
Tofu All'aglio	109
Tofu Saporito Al Pomodoro	110
Tofu Piccante Saltato	112
Tofu Agrodolce Saltato	114
Curry Rosso	117
Lasagne Vegane Con Slowcooker	118
Tofu E Zucca Squash Saltati	119

Parte 1

Capitolo 1 - Colazioni vegane

Stai impazzendo alla ricerca di idee per una colazione vegana che non siano difficili da realizzare e non ti costino una fortuna in ingredienti difficili da trovare? Sei un neofita dello stile di vita vegano e non sai come iniziare a seguire una dieta vegana nelle tue colazioni? O stai solo cercando nuove idee per un pasto che dia un pizzico di verve alla tua vita? Se ti ritrovi in una di queste descrizioni, o se sei soltanto interessato a preparare dei pasti vegani di tanto in tanto, devi assolutamente dare un'occhiata a questo libro!

In questo libro, troverai trenta ricette per la colazione facili, deliziose e convenienti che si adattano perfettamente a una dieta vegana. Nessuno degli ingredienti è difficile da trovare; dovrebbero essere tutti disponibili nella maggior parte dei supermercati. Quando è possibile, è preferibile utilizzare ingredienti freschi in modo da ottenere il massimo apporto nutrizionale dai tuoi pasti. E molte di queste ricette sono anche prive di glutine!

Una vita eccitante piena di gustose colazioni vegane ti aspetta. Cominciamo!

Benefici di una dieta vegana

Sicuramente, se hai a cuore il problema della crudeltà sugli animali, il veganismo è probabilmente l'opzione migliore per te per quanto riguarda ciò che mangi. Ma non tutti scelgono di diventare vegani solo per questa ragione, e alcuni non la considerano affatto. Ci sono tanti altri grandi vantaggi nel mangiare vegano!

Ad esempio, una dieta basata su frutta e verdura è naturalmente molto più sana di quella che si concentra in gran parte su carni o altri alimenti. Frutta e verdura sono piene di vitamine, antiossidanti e altri nutrienti di cui il tuo corpo ha bisogno per funzionare correttamente. In una dieta vegana assumerai un sacco di fibre e manterrai il livello di zucchero nel sangue stabile e i livelli di colesterolo bassi.

La dieta vegana evita anche molti cibi grassi. Se tagli i grassi dalla dieta ma aumenti le proteine e le fibre (come quelle che si trovano in molte verdure), inizierai a perdere peso in men che non si dica. Sarai sorpreso di vedere quanto peso puoi perdere seguendo una dieta vegana sana ed equilibrata!

Molte persone sono intolleranti al lattosio, e anche chi non lo è può avere reazioni negative bevendo troppo latte o consumando troppo spesso i latticini. Se elimini i latticini dalla tua dieta, rimuovi completamente questo problema. Il lattosio può essere difficile da digerire per chiunque e ci sono molte verdure sane in grado di fornire tutto il calcio di cui hai bisogno nella tua dieta quotidiana.

Una dieta a base vegetale fornisce anche molta più energia rispetto a una dieta che si concentra su altri alimenti. Quando si hanno troppi grassi nel sangue, come quelli che derivano dalle carni, i muscoli non sono in grado di ricevere l'ossigeno di cui hanno bisogno per mantenerti in movimento ed energico tutto il giorno. La dieta vegana non prevede né questo tipo di grassi, né molti grassi in generale, e quindi ti fornirà tutta l'energia di cui hai bisogno!

Come puoi vedere, ci sono un sacco di motivi per provare una dieta vegana. Se già non mangi vegano, fai il grande passo!

Ingredienti comuni nelle colazioni vegane

Se hai questi ingredienti a portata di mano in ogni momento, puoi organizzare deliziose colazioni vegane senza dover andare apposta al supermercato!

- Olio d'oliva
- Sale e pepe
- Cannella
- Stevia (dolcificante naturale)
- Salsa di mela non zuccherata
- Farina di grano
- Farina 0
- Margarina senza lattosio
- Latte senza lattosio (soia, mandorla, ecc.)
- Burro di noci
- Banane congelate
- Semi di chia
- Estratto di vaniglia
- Verdure fresche a piacere da spremere o cuocere al forno
- Frutta fresca a piacere da spremere o cuocere al forno

Capitolo 2 - Succhi e frullati

A volte, il modo migliore per iniziare la giornata al meglio è far letteralmente scorrere i tuoi succhi! Prova queste ricette per frullati e succhi vegani sani quando hai bisogno di una colazione da bere.

Frullato verde

Fai il pieno mattutino di calcio ed energia con una porzione di questo frullato verde brillante.

Porzioni: 1

Ingredienti

1 banana congelata
240 gr di latte di mandorle
2 manciate di spinaci
15 gr di burro di noci

15 gr di semi di chia

2/3 cubetti di ghiaccio

Preparazione

Mettere il latte nel frullatore.

Aggiungere i semi di chia e il burro di noci e frullare ad alta velocità fino a ottenere un composto omogeneo.

Aggiungere gli spinaci e la banana e frullare nuovamente fino a ottenere un composto omogeneo.

Aggiungere i cubetti di ghiaccio e frullare.

Servire.

Frullato al cioccolato peccaminoso

Avrai la sensazione di infrangere un sacco di regole quando berrai questo frullato, ma in realtà ti godrai un sano cibo vegano!

Porzioni: 1

Ingredienti

30 gr di fiocchi d'avena
240 gr di latte di mandorle
1 banana congelata
5 gr di vaniglia
5 gr di cannella
15 gr di polvere di carruba
15 gr di scaglie di cioccolato
15 gr di burro di anacardi
2-3 cubetti di ghiaccio

Preparazione

Mettere i fiocchi d'avena a bagno nel latte di mandorle in una ciotolina per almeno 1 ora o per tutta la notte.

Versare la miscela nel frullatore.

Aggiungere banana, vaniglia, cannella, polvere di carruba, cubetti di ghiaccio e burro di anacardi.

Frullare ad alta velocità fino a ottenere un composto omogeneo.

Aggiungere le scaglie di cioccolato e premere il tasto Pulse rapidamente fino a ridurle in pezzi.

Servire.

Frullato della festa

Sapori della festa come panpepato e zucca speziata si fondono perfettamente in questo frullato.

Porzioni: 1

Ingredienti

20 gr di fiocchi d'avena
240 gr di latte di mandorle
15 gr di semi di chia
15 gr di melassa nera
125 gr di purea di zucca
1 banana congelata
2,5 gr di zenzero
5 gr di cannella
un pizzico di noce moscata
4 cubetti di ghiaccio

Preparazione

In una ciotolapiccola, immergere avena e semi di chia nel latte di mandorle per almeno 1 ora o per tutta la notte.

Mettere la miscela nel frullatore e aggiungere la zucca, la banana, la melassa, la cannella, la noce moscata, lo zenzero e il ghiaccio.

Frullare ad alta velocità fino a ottenere un composto omogeneo.

Servire.

Succo dell'alba

Soddisfa la tua voglia di succhi salutari con questa ricetta dal gusto e dall'aspetto d'arancia!

Porzioni: 1

Ingredienti

4 carote medie
1 pompelmo sbucciato
un pezzo di zenzero fresco sbucciato (poco più di un centimetro)
1,25 gr di proteine in polvere

Preparazione

Mettere il pompelmo nel frullatore con le carote e lo zenzero.

Frullare ad alta velocità fino a ottenere un composto omogeneo.

Aggiungere mescolando le proteine in polvere.

Servire.

Frullato al lime

Questa bevanda liscia e saporita darà una carica in più alla tua mattina!

Porzioni: 1

Ingredienti

30 gr di succo di lime

1 banana congelata

5 gr di scorza di lime

240 gr di latte di mandorle

2 gocce di Stevia liquida

1,25 gr di estratto di vaniglia

15 gr di burro di girasole

4 cubetti di ghiaccio

500 gr di spinacini

Preparazione

Mettere tutti gli ingredienti nel frullatore.

Frullare ad alta velocità o premere il tasto Pulse fino a ottenere la consistenza desiderata.

Servire o lasciar raffreddare fino al momento di gustarlo.

Frullato alla banana

Non farti ingannare: questo frullato contiene molto più che semplici banane. È pieno di super-alimenti che aiutano sia la mente che il corpo!

Porzioni: 1

Ingredienti

1 banana congelata

240 gr d'acqua

15 gr di noci sgusciate

80 gr di quinoa cotta

1 dattero medjool snocciolato

10 gr di olio di lino

3,75 gr di cannella in polvere

2,5 gr di estratto di vaniglia

un pizzico di pimento

Preparazione

Mettere la banana nel frullatore e premere il tasto Pulse un paio di volte.

Aggiungere gli altri ingredienti e frullare fino a ottenere un composto omogeneo.

Servire guarnito con altre noci o dopo aver fatto raffreddare.

Frullato alla torta di mele

A colazione, regalati una bevanda che sa di dessert!

Porzioni: 1

Ingredienti

125 gr di succo di mela
125 gr di acqua
5 gr di estratto di vaniglia
2,5 gr di cannella in polvere
15 gr di noci
un pizzico di noce moscata

500 gr di spinaci

1/2 cetriolo

1/4 di avocado tritato e congelato

1 mela tritata e congelata

4 cubetti di ghiaccio

Preprazione

Mettere tutti gli ingredienti nel frullatore.

Frullare ad alta velocità fino a ottenere un composto omogeneo.

Servire immediatamente o dopo aver fatto raffreddare.

Frullato alla fragola

I sapori di questa bevanda ti ridaranno la carica in una mattina triste!

Porzioni: 1

Ingredienti

240 gr di latte di mandorle
250 gr di fragole
15 gr di semi di chia
45 gr di fiocchi di avena
5 gr di aceto di mele
15 gr di anacardi
5 gr di succo di limone
2,5 gr di vanillina
un pizzico di Stevia

Preparazione

In un barattolo di vetro o in un altro contenitore con coperchio, unire il latte di mandorle con gli altri ingredienti e agitare più volte.

Conservare in frigorifero per tutta la notte, o per almeno per 4 ore.

Mettere tutti gli ingredienti in un frullatore.

Frullare ad alta velocità fino a ottenere un composto omogeneo.

Servire, eventualmente guarnito con altre fragole.

Frullato di menta al cioccolato

Se preferisci i frullati densi e ricchi, questa è la ricetta che fa per te!

Porzioni: 1

Ingredienti

1 bustina di tè alla menta
125 gr di acqua bollente
500 gr di spinaci
120 gr di latte di mandorle

1 banana congelata

6 cubetti di ghiaccio

30 gr di semi di canapa

45 gr di scaglie di cioccolato fondente senza lattosio

Preparazione

Mettere la bustina di tè in acqua bollente e far macerare per almeno 30 minuti. In alternativa, si può lasciare per tutta la notte. Alla fine, il tè deve essere a temperatura ambiente e molto forte.

Mettere il tè nel frullatore e aggiungere mescolando il latte di mandorle, gli spinaci, la banana, i semi di canapa e i cubetti di ghiaccio.

Frullare ad alta velocità fino a ottenere un composto omogeneo.

Aggiungere metà delle scaglie di cioccolato e premere il tasto Pulse fino a ridurle in pezzi.

Servire con le scaglie di cioccolato rimanenti.

Frullato ai mirtilli

Inizia la tua giornata con una salutare dose di antiossidanti e vitamine contenuti in questo frullato!

Porzioni: 1

Ingredienti

125 gr di mirtilli
325 gr di latte di mandorla
15 gr di proteine in polvere alla vaniglia
5 gr di estratto di vaniglia
15 gr di semi di chia

30 gr di fiocchi d'avena

Preparazione

La sera prima mettere il latte di mandorle in un contenitore (un barattolo in vetro andrà benissimo) con le proteine in polvere, l'estratto di vaniglia, i semi di chia e i fiocchi d'avena.

Mescolare bene e conservare in frigorifero.

Al mattino, versare il composto nel frullatore e aggiungere i mirtilli.

Frullare ad alta velocità fino a ottenere un composto omogeneo.

Servire.

Capitolo 3 - Dolci

È facile preparare i dolci in modo vegano, senza uova o latticini. Tutto ciò di cui hai bisogno sono alcune semplici ricette e potrai gustare queste prelibatezze in pochissimo tempo!

Pancake alla fragola

Servi una pila di questi incredibili pancakes conditi con una salsa cremosa senza lattosio per le pigre colazioni del fine settimana.

Porzioni: 4

Ingredienti

125 gr di noce di cocco grattugiata non zuccherata

150 gr di farina di grano integrale

1,5 gr di bicarbonato di sodio

5 gr di lievito in polvere

1,5 gr di pimento

1,5 gr di noce moscata

1,5 gr di cannella

un pizzico di sale

2,5 gr di estratto di vaniglia

180 gr di latte di cocco

180 gr di acqua tiepida

15 gr di sciroppo d'acero

24 fragole

1 banana congelata

Preparazione

In una ciotolagrande, sbattere insieme il cocco, la farina, il lievito, il bicarbonato, il sale e le spezie.

In una ciotolapiccola, mescolare l'acqua, il latte di cocco, la vaniglia e lo sciroppo d'acero.

Unire la miscela umidaa quella secca e mescolare fino a ottenere un composto omogeneo.

Scaldare la padella a fuoco medio, quindi cuocere 1/4 di pastella per pancakefino a quando cominciano a comparire delle bollicine sulla superficie; capovolgere e cuocere l'altro lato finché nondiventa dorato.

Tagliare 20 fragole.

Mettere le altre 3 fragole in un frullatore con la banana congelata e mescolare ad alta velocità fino a ottenere un composto omogeneo.

Servire i pancake conditi con le fragole a fette e la pureadi fragole e banana.

Muffin ai mirtilli

Questi gustosi muffin di grano ai mirtilli sono buoni per il tuo corpo come lo sono per le tue papille gustative!

Porzioni: 6

Ingredienti

15 gr di aceto di mele
240 gr di latte di mandorle
80 gr di semi di lino macinati
7,5 gr di bicarbonato di sodio
210 gr di farina integrale per dolci
un pizzico di sale
5 gr di cannella in polvere
175 gr di sciroppo d'acero
50 gr di olio d'oliva
5 gr di estratto di vaniglia
50 grdi mirtilli freschi
2,5 gr di estratto di mandorle

Preparazione

Preriscaldare il forno a 190°; imburrare uno stampo per muffin o ricoprirlo con carta forno.

In una ciotolapiccola, unire l'aceto di melee il latte di mandorle.

In una ciotola grande a parte, mescolare la farina con il lino, il bicarbonato, la cannella e il sale.

In un'altra ciotolapiccola, mescolare lo sciroppo con l'olio e gli estratti.

Versare le miscele umide nella miscela secca e mescolare fino a quando si amalgamano.

Aggiungere i mirtilli mescolando delicatamente, quindi riempire con un cucchiaio gli stampi da muffin fino all'orlo.

Cuocere per 20 minuti, quindi lasciare raffreddare per 15 minuti.

Servire.

Pancake al burro d'arachidi

Questi pancake sono perfettamente vegani e incredibilmente soffici. Provali subito!

Porzioni: 3

Ingredienti

25 gr di *brown sugar*[1]

---

[1] Per preparare il *brown sugar* (zucchero bianco con una dose di melassa) si

150 grdi farina di grano integrale

2,5 gr di sale

10 gr di lievito in polvere

8 gr di sostituto dell'uovo

320 gr di latte di mandorla

30 gr di salsa di mele non zuccherata

30 gr di burro d'arachidi

15 gr di sciroppo d'acero

15 gr di olio di cocco

Preparazione

In una ciotolagrande, unire la farina di frumento con lo zucchero, il lievito e il sale.

In un'altra ciotola, sbattere il sostituto dell'uovo.

---

aggiungono a 100 g di zucchero 10 g di melassa: mescolando bene con una forchetta o una frusta, si ottengono 110 g di *brown sugar*.

Versare il latte negli ingredienti secchi, quindi aggiungere il sostituto dell'uovo e mescolare.

Preriscaldare una padella a fuoco medio-alto.

Nel frattempo, in una ciotolapiccola, unire la salsa di mele e il burro di arachidi, quindi versare il composto in un sacchetto di plastica e tagliare l'estremità per farlo fuoriuscire con facilità.

Versare la pastella sulla padella e spremere un ricciolo di miscela di burro di arachidi sulla pastella.

Cuocere fino a quando cominciano a comparire delle bollicine sulla superficie, quindi capovolgere e cuocere fino a che sarà dorato su entrambi i lati.

In una ciotolapiccola, unire lo sciroppo d'acero con l'olio di cocco.

Versare la miscela sulle frittelle.

Servire.

Pancake di patate

Con questa ricetta ti sembrerà di mangiare il cibo fatto in casa della tua infanzia!

Porzioni: 5

Ingredienti

10 patate russet sbucciate e grattugiate
1 cipolla tagliata a dadini
1 carota pelata e grattugiata
5 spicchi d'aglio
15 gr di aneto fresco tritato
15 gr di prezzemolo tritato
50 gr di olio d'oliva
30 gr di succo di limone

500 gr di pane secco grattugiato
15 gr di farina 0
olio d'oliva - q.b.

Preparazione

In una ciotolagrande, unire carota, patate, cipolla, prezzemolo, aglio e aneto.

Versarvi il succo di limone, 50 gr di olio d'oliva, pane grattugiato e farina.

Impastare fino a ottenere un composto omogeneo.

Riscaldare più olio d'oliva del necessario a fuoco medio in una padella grande.

Lasciar cadere cucchiaiate di pastella di patate nell'olio caldo e schiacciare; cuocere 4 minuti per lato o fino a doratura.

Servire.

Torta di carote

Torta di carote per colazione? Ci puoi scommettere! Questodolceè perfetto per accompagnare il tuo caffè del mattino.

Porzioni: 6

Ingredienti

250 gr di farina di frumento integrale
15 gr di chiodi di garofano macinati
25 gr di cannella in polvere
20 gr di bicarbonato di sodio
2,5 gr di sale
45 gr di farina di semi di lino
360 gr d'acqua calda
20 gr di estratto di vaniglia
450 gr di *brown sugar* pressato

6 carote grattugiate

Preparazione

Preriscaldare il forno a 175° e ungere una teglia 9x13.

Sbattere la farina con la cannella, i chiodi di garofano macinati, il bicarbonato di sodio e il sale.

Versare dell'acqua calda in una ciotola e aggiungervi la farina di lino; mescolare fino a che non si addensa leggermente.

Aggiungere mescolando la vaniglia e il *brown sugar* fino aquando lo zucchero non si scioglie.

Aggiungere mescolando le carote.

Unire la miscela liquida alla miscela secca e mescolare fino a ottenere un composto omogeneo, quindi versare nella teglia.

Cuocere per 30 minuti, quindi lasciare raffreddare per 10 minuti.

Servire.

Muffin alle mele

Servi dei muffin alle mele al mattino per iniziare la giornata con il piede giusto.

Porzioni: 6

Ingredienti

110 gr di zucchero bianco

220 gr di *brown sugar*

20 gr di bicarbonato di sodio

320 gr di farina 0

5 gr di lievito in polvere

10 gr di sale

10 gr di cannella in polvere

2 mele tritate

2 carote grattugiate

50 gr di olio vegetale

300 gr di salsa di mele

30 gr di sostituto dell'uovo

Preparazione

Preriscaldare il forno a 190°C; ungere una teglia per muffin.

In una ciotola grande, mescolare insieme i due tipi di zucchero, il bicarbonato, il lievito, la farina, il sale e la cannella.

Aggiungere mescolandole mele e le carote fino a ottenere un composto omogeneo.

In una ciotola piccola, frullare il sostituto dell'uovo con l'olio e la salsa di mele, quindi aggiungere mescolandonella miscela di ingredienti secchi.

Riempire con la pastella la teglia per muffin.

Cuocere per 20 minuti, quindi lasciare raffreddare per 5 minuti.

Servire.

Pancake di farina di mais

Prova qualsiasi tipo di frutta in questofacile impastoper pancake!

Porzioni: 4

Ingredienti

120 gr di acqua
240 gr di latte di soia

60 gr di farina di mais

120 gr di farina integrale per dolci

5 gr di lievito in polvere

1 gr di sale

2,5 gr di bicarbonato di sodio

10 gr di olio vegetale

250 gr di mirtilli freschi

Preparazione

In una ciotola piccola, mescolare l'acqua e il latte di soia.

In una ciotolagrande, unire la farina di mais con la farina, il bicarbonato, il lievito e il sale.

Mescolare la miscela di soia nella miscela secca fino a ottenere un composto omogeneo.

Aggiungere i mirtilli e lasciar riposare per 5 minuti.

In una padella, a fuoco medio, versaredell'olio vegetale e 60 gr di impasto per pancake.

Cuocere fino a quando non compaiono delle bollicine in superficie, quindi capovolgere e cuocere dall'altro lato fino a che non si colora.

Servire.

Pane alla zucca

Spalma su questo pane del burro di mele per una colazione facile e deliziosa.

Porzioni: 4

Ingredienti

90 gr di acqua
20 gr di farina di semi di lino

330 gr di zucchero

125 gr di salsa di mele

250 gr di purea di zucca in scatola

40 gr di farina integrale per dolci

160 gr di di farina 0

5 gr di cannella in polvere

5 gr di bicarbonato di sodio

2,5 gr di lievito in polvere

3,75 gr di sale

1,75 gr di chiodi di garofano

2,5 gr di noce moscata

Preparazione

Preriscaldare il forno a 175° e ungere una padella.

In una ciotola grande, sbattere l'acqua con la farina di semi di lino, quindi aggiungere mescolandola salsa di mele, la zucca e lo zucchero.

In una ciotola a parte, mescolare insieme le due farine, la cannella, il bicarbonato, il lievito, il sale, i chiodi di garofano e la noce moscata.

Aggiungere la miscela di farina alla miscela di zucca e mescolare fino a ottenere un composto omogeneo.

Versare nella teglia.

Cuocere per 70 minuti.

Lasciare raffreddare per 10 minuti.

Servire.

Biscotti di frumento

I sani biscotti vegani non sono solo un sogno!

Porzioni: 8

Ingredienti

125 gr di farina 0
120 gr di farina integrale
5 gr di sale
15 gr di lievito in polvere
180 gr di latte di soia
50 gr di olio di canola

Preparazione

Preriscaldare il forno a 230°.

In una ciotola grande, setacciare insieme le farine, il sale e il lievito.

In una ciotola piccola, unire latte e olio di soia.

Versare la miscela liquida negli ingredienti secchi e mescolare fino a ottenere un composto omogeneo.

Versare su una teglia da forno.

Infornare per 10 minuti.

Servire.

Muffin alla crusca

Questi muffin sono densi e saporiti, sembrano uscire da una pasticceria!

Porzioni: 6

Ingredienti

150 gr di farina 0
100 gr di fiocchi di crusca
5 gr di cannella in polvere
70 gr di *brown sugar*
15 gr di lievito in polvere

50 gr di margarina fusa

300 gr di succo di mela

1 mela sbucciata e fatta a pezzi

5 gr di estratto di vaniglia

Preparazione

Preriscaldare il forno a 190° e ungere una teglia per muffin.

In una ciotolagrande mischiare la farina con i fiocchi di crusca, la cannella, il *brown sugar* e il lievito.

Aggiungere mescolando la margarina, il succo di mela, la vaniglia e la mela.

Con un cucchiaio, versare il composto nella teglia per muffin.

Cuocere per 30 minuti, quindi lasciare raffreddare per 5 minuti.

Servire.

Capitolo 4 –Oatmeal e porridge

Oatmeal,porridge e altre colazioni simili possono diventare vegane senza problemi: assaggiauna scodella calda (o fredda!) di quello che preferisci!

Oatmeal alla carruba e banana

Il sapore del cioccolato e le banane si sposano sempre benissimo e questa ricetta non fa eccezione!

Porzioni: 1

Ingredienti

30 gr di fiocchi d'avena
240 gr di latte di mandorle
30 gr di semi di chia
15 gr di polvere di carruba
13 gr di estratto di vaniglia

un pizzico di sale

1 banana tritata

30 gr di noci tritate

sciroppo d'acero a piacere

Preparazione

In una ciotola grande, mescolare insieme la polvere di carruba, i fiocchi d'avena, le noci, il sale e i semi di chia.

Aggiungere il latte e la vaniglia agli ingredienti secchi e frullare fino a ottenere un composto omogeneo.

Aggiungere la banana mescolando.

Mettere in frigo, coperto, per almeno un'ora o tutta la notte.

Mescolare e servire con sciroppo d'acero.

Oatmeal alla torta di zucca

Questa ricetta è perfetta per trovare conforto in una fredda giornata d'inverno a ridosso delle vacanze.

Porzioni: 1

Ingredienti

30 gr di fiocchi d'avena
6 gr di estratto di vaniglia
250 gr di latte di mandorla
250 gr di purea di zucca
un pizzico di sale
15 gr di semi di chia
1,25 gr di zenzero
2,5 gr di cannella
un pizzico di noce moscata
15 gr di sciroppo d'acero
15 gr di noci pecan tritate

Preparazione

Far bollire i fiocchi d'avena e 240 gr di latte di mandorle in una pentola a fuoco medio.

Abbassare il fuoco e far sobbollire per 6 minuti, mescolando spesso per addensare.

Aggiungere mescolando le spezie e la vaniglia e cuocere per altri 6 minuti.

Servire con noci pecan, sciroppo d'acero e il restante latte di mandorle.

Porridge di grano saraceno

Porta in tavolaquesta ricetta fredda condita con tanta frutta fresca per un rinfrescante pasto mattutino!

Porzioni: 4

Ingredienti

250 gr di grano saraceno grezzo

30 gr di semi di chia

360 gr di latte di mandorla

un pizzico di sale

60 gr di dolcificante liquido

5 gr di cannella

5 gr di estratto di vaniglia

condimenti a scelta (perfetta la frutta fresca a fette)

Preparazione

Immergere le semole in 4 tazze d'acqua per un'ora o per tutta la notte, quindi risciacquare in un colino.

Versare le semole in un frullatore e aggiungere il latte di mandorle, la vaniglia e la chia.

Frullare ad alta velocità fino a ottenere un composto omogeneo.

Aggiungere il dolcificante e la cannella, quindi continuare a frullare fino a ottenere nuovamente un composto omogeneo.

Servire in bicchieri da parfait o coppette con condimenti a scelta.

Irish oatmeal

Se ti piace l'oatmealsemplice o se stai cercando la base per un oatmeal vegano sano e facile da preparare in anticipo, prova questa ricetta!

Porzioni: 4

Ingredienti

480 gr di latte di mandorla
480 gr d'acqua
2 banane schiacciate

85 gr di fiocchi d'avena tagliata in acciaio crudi

un pizzico di sale

5 gr di cannella in polvere

10 gr di estratto di vaniglia

15 gr di lino macinato

15 gr di semi di chia

Preparazione

Far bollire l'acqua e il latte di mandorle a fuoco medio in una pentola.

Aggiungere mescolando l'avena e il sale, quindi ridurre il calore al minimo.

Aggiungerele banane schiacciate, il lino e la chia, sempre mescolando.

Cuoceresenza coperchio a fuoco basso per 25 minuti, mescolando un paio di volte in tutto.

Togliere dal fuoco e aggiungere mescolando cannella e vaniglia.

Servire caldo, o lasciar raffreddare a temperatura ambiente prima di riporlo in un contenitore ermetico per riscaldarlo in seguito.

Oatmeal di patate dolci in casseruola

A colazione, le casseruole sono nutrienti e non apportano troppe calorie. Questa ricettaè perfetta da questo punto di vista.

Porzioni: 4

Ingredienti

480 gr di latte di soia

40 gr di fiocchi d'avena

1 patata dolce sbucciata e fatta a pezzi

15 gr di semi di chia

1 banana matura

5 gr di estratto di vaniglia

30 gr di sciroppo d'acero

5 gr di cannella in polvere

un pizzico di noce moscata

1,25 gr di sale

30 gr di margarina

80 gr di noci pecan a pezzi

55 gr di *brown sugar*

30 gr di farina

Preparazione

Preriscaldare il forno a 175°.

Far bollire l'acqua in una pentola di medie dimensioni a fuoco medio.

Aggiungere la patata dolce e far bollire per 5 minuti, quindi scolare.

Con una frusta, mescolare l'avena, i semi di chia e il latte nella pentola e portare a ebollizione.

Abbassare la fiamma e cuocere per 6 minuti, mescolando spesso per far addensare.

Schiacciare la patata dolce e la banana e aggiungere alla miscela.

Aggiungere mescolandolo sciroppo d'acero, la noce moscata, la cannella e il sale.

Far cuocere per 2 minuti.

Mescolare le noci pecan con la farina, la margarina e il *brown sugar* fino a quando non diventano scure.

Stenderel'oatmealsu una teglia e condire con la miscela di noci pecan.

Infornare per 20 minuti.

Accendere il grill e cuocere per 2 minuti.

Servire ben caldo.

Granola facile

La granola non è esattamente un oatmeal o un porridge, ma questa ricetta merita di essere inserita tra questi!

Porzioni: 4

Ingredienti

75 gr di mandorle tritate
170 gr di fiocchi d'avena
100 gr di miglio crudo
15 gr di semi di chia
30 gr di lino macinato
55 gr di *brown sugar*

2,5 gr di cannella

2,5 gr di sale

60 gr di sciroppo di riso integrale

30 gr di salsa di mele

5 gr di estratto di vaniglia

2,5 gr di estratto di mandorle

45 gr di burro di mandorle con acero e cannella

Preparazione

Preriscaldare il forno a 160°; ricoprire una teglia con carta da forno.

In una ciotola grande, unire i fiocchi d'avena, le mandorle, il miglio, il lino, la chia, il *brown sugar*, il sale e la cannella.

In una ciotola a parte, mescolare insieme la salsa di mele, lo sciroppo e il burro di mandorle.

Scaldare nel microonde gli ingredienti liquidi per 1 minuto.

Aggiungere mescolando gli estratti.

Aggiungereil compostoliquidoa quello seccoemescolare.

Versare la miscela sulla teglia.

Infornare per 25 minuti; mescolare a metà cottura.

Lasciare raffreddare per 15 minuti.

Servire.

Oatmeal alle mele

Questasemplice colazione è perfetta per quelle mattine in cui hai bisogno di una piccola spinta prima di andare al lavoro.

Porzioni: 1

Ingredienti

30 gr di fiocchi d'avena
5 gr di cannella in polvere
15 gr di semi di chia
300 grdi latte di mandorla
5 gr di zenzero in polvere
un pizzico di sale
25 gr di sciroppo d'acero
2,5 gr di estratto di vaniglia
125 gr di salsa di mele non zuccherata
30 gr di noci tritate

Preparazione

In una pentola a fuoco medio, mescolare la mela con l'avena, i semi di chia, la salsa di mele, il latte di mandorle, la cannella, lo sciroppo d'acero, lo zenzero e il sale e amalgamare in modo omogeneo.

Cuocere per 8 minuti, mescolando fino a che il composto non si addensa.

Aggiungere la vaniglia continuando a mescolare.

Versare nel piatto, ricoprire con le noci tritate e servire.

Capitolo 5 - Conclusione

Quando avrai finito di leggere questo libro, avrai a portata di mano tante ricette da provare per una deliziosa colazione vegana.sperimentale tutte! Sono molto semplici e gustose e niente affatto costose. Non importa a che punto ti trovi nel tuo percorsoper diventare vegano: che sia un neofita o segua una dieta vegana da lungo tempo, in questo libro troverai certamente tantissime ricette dasperimentare per preparare ottimi piatti. Scegli la tua preferita e inizia a cucinare!

Parte 2

Introduzione

Assumere abbastanza proteine attraverso la propria dieta è molto importante ed è la chiave per mantenere un corpo sano. Per questo motivo a volte chi intraprende una dieta vegana è preoccupato di non consumare proteine a sufficienza. Molte persone non sono consapevoli che non è necessario consumare carni e latticini per assumere proteine. Esistonoinfattiottime fonti di proteine vegane. Di seguito elenchiamo alcune delle fonti di proteine vegane.

Alcune ottime fonti di proteine della dieta vegana:

- *Tofu*: il tofu è probabilmente la fonte di proteine più conosciuta in questa lista. Il tofu è prodotto con i semi di soia ed è un ingrediente molto flessibile che si può includere in un'ampia varietà di piatti. Può anche avere una consistenza simile a quella della carne a seconda di come è preparato.

- *Fagioli:* i fagioli sono ricchi di proteine e di molti nutrienti. Una tazza di fagioli contiene circa 15 grammi di proteine. Questo è un ottimo ingrediente per una varietà di piatti.

- *Quinoa:* la quinoa è simile al riso, ma contiene 9 grammi di proteine per tazza ed è una buona fonte di carboidrati complessi. È un'ottima alternativa al riso.

- *Latte di soia:* il latte di soia ha proprietà simili al latte di mucca, in quanto ha un alto contenuto di proteine e può essere utilizzato per la realizzionedi prodotti da forno. Ma a differenza del latte vaccino non è un derivato animale ed è quindi indicatoperla dieta vegana.

Spero che il lettore troverà queste ricette vegane ad alto contenuto proteico di suo gradimento. Sonotutte ricette attentamente selezionate per le quantità elevate di proteine che apportano senza contenere nessun tipo di carne o prodotto di origine animale.

Capitolo 1: Ricette vegane di zuppe e stufati ad elevato contenuto proteico

Zuppa di tofu agropiccante

<u>Ingredienti</u>

1 confezione (225 g) di tofu solido, tagliato a strisce da 0,5 cm

250 ml di brodo vegetale

1/4 di cucchiaino fiocchi di peperoncino rosso

1/2 cucchiaino di pepe nero macinato

3/4 di cucchiaino di pepe bianco macinato

1/2 cucchiaio di olio piccante

1/2 cucchiaio di olio di sesamo

1 cipollotto a fettine

1 tazza di funghi secchi cinesi

30 g di funghi orecchio di Giuda secchi

4 funghi shiitake secchi

12 boccioli di giglio di tigre essiccati

2 tazze d'acqua calda

10 g di funghi di bambù

3 cucchiai di salsa di soia

5 cucchiai di aceto di riso

1/4 di tazza di amido di mais

Procedimento

In una piccola ciotola, disporre i funghi orecchio di Giuda, i funghi shiitake e i boccioli di giglio in 1 tazza e mezza di acqua calda. Lasciarli in ammollo 20 minuti per farli rinvenire. Scolare conservando il liquido. Accorciare i gambi dei funghi e tagliarli a strisce sottili. Tagliare i boccioli di giglio a metà.

In una piccola ciotola separata, immergere i funghi di bambù in un 1/4 di tazza di acqua calda leggermente salata. Lasciarli in ammollo 20 minuti per farli rinvenire. Scolare e tritare.

In una terza piccola ciotola, mescolare la salsa di soia, l'aceto di riso e 1 cucchiaio di amido di mais. Aggiungere metà delle strisce di tofu alla miscela.

In una casseruola media, aggiungere il liquido dei funghi e il liquido dei boccioli di giglio messi da parte in precedenza con il brodo vegetale. Portare ad ebollizione e aggiungere i funghi orecchio di Giuda, i funghi shiitake e i boccioli di giglio. Abbassare la fiamma al minimo e lasciare sobbollire 3-5 minuti. Condire con pepe rosso, pepe nero e pepe bianco.

In una piccola ciotola, mescolare l'amido di mais rimanente e l'acqua rimanente. Aggiungere il composto al brodo e mescolare fino a quando si sarà addensato.

Aggiungere la miscela di salsa di soia e le rimanenti strisce di tofu nella casseruola. Riportare ad ebollizione e aggiungere i funghi di bambù, l'olio piccante e l'olio di sesamo. Guarnire con cipollotto e servire.

Zuppa di miso con tofu e zucca

<u>Ingredienti</u>

1/4 di una piccola zucca sbucciata, privata dei semi e tagliata a cubetti

1 pezzo (5 cm) di zenzero fresco, tagliato a fiammifero

2 cucchiai di salsa di soia

60 g di noodles di grano saraceno

100 g di tofu solido, a cubetti

2 cucchiaini di pasta di miso

2 cucchiaini di olio di sesamo

2 cipollotti tagliati finemente in diagonale

2 peperoncini rossi grandi, tagliati in diagonale

2 cucchiai di semi di sesamo tostati

2 cucchiai di coriandolo fresco tritato, o di più a piacere

2 cucchiai di zenzero sott'aceto

Procedimento

Portare ad ebollizione una grande casseruola d'acqua; aggiungere la zucca, lo zenzero e la salsa di soia. Cuocere il composto di zucca per circa 3 minuti. Aggiungere i noodles alla miscela di zucca e cuocere fino a quando saranno leggermente cotti, per circa 4 minuti.

Aggiungere il tofu alla miscela di zucca e noodles e cuocere fino a quando la zucca e i noodles sono quasi teneri, per altri 5-10 minuti.

Mettere 1 cucchiaino di miso in ogni ciotola da portata. Aggiungere acqua di cottura in ogni ciotola con un mestolo e mescolare fino allo scioglimento del miso.

Dividere la zuppa di zucca e tofu tra le 2 ciotole da portata; guarnire ciascuna con 1 cucchiaino di olio di sesamo, 1 cipollotto tritato, 1 peperoncino rosso tritato, 1 cucchiaio di semi di sesamo, 1 cucchiaio di coriandolo e 1 cucchiaio di zenzero sott'aceto.

Chili vegano ad alto contenuto di proteine

Ingredienti

350 g di macinato vegano per hamburger

420 g di salsa di pomodoro in scatola

1 tazza di acqua

1 cipolla piccola (tritata)

3 spicchi d'aglio (tritati)

1 cucchiaio di salsa Worcestershire vegetariana

1 cucchiaino di aroma fumo liquido

2 cucchiaini di peperoncino in polvere

1/8 di cucchiaino di pepe nero

1 cucchiaino di senape in polvere

1 cucchiaino di sale

1/8 di cucchiaino fiocchi di peperoncino rosso

Procedimento

In una grande pentola unire il macinato, la salsa di pomodoro, l'acqua, la cipolla, l'aglio, la salsa Worcestershire, il fumo liquido, il peperoncino in polvere, il pepe nero, la senape, il sale e i fiocchi di peperoncino.

Cuocere a fuoco basso per 30 minuti o fino a quando il composto sarà uniformemente riscaldato.

Zuppa di tofu e piselli spezzati

Ingredienti

1 cucchiaio di olio d'oliva

1 cipolla bianca tritata finemente

3 spicchi d'aglio (schiacciati)

4 patate rosse piccole (tagliate a dadini)

1 tazza di carote sbucciate (tagliate a dadini)

450 g di piselli secchi spezzati

4 tazze di brodo vegetale

1 confezione (450 g) di tofu morbido

170 g di spinaci novelli freschi (finemente tritati)

1 cucchiaio di basilico secco

sale e pepe a piacere

Procedimento

Scaldare l'olio d'oliva in una padella a fuoco medio e soffriggere la cipolla e l'aglio finché si ammorbidiscono.

In una pentola capiente, mescolare il composto di cipolla, le patate, le carote e i piselli spezzati. Aggiungere il brodo vegetale. Portare ad ebollizione, ridurre il calore al minimo e fare sobbollire per 1 ora.

In un frullatore o in un robot da cucina, frullare il tofu e gli spinaci fino a renderli cremosi, quindi unirli alla pentola. Condire con basilico, sale e pepe. Continuare a cuocere per 1 ora. Se la zuppa diventa troppo densa, aggiungere acqua.

Chili vegano al peperoncino di Cayenna

Ingredienti

1 cucchiaio di olio d'oliva o 1 cucchiaio di spray da cucina all'olio d'oliva

1 cipolla gialla grande tritata

2 cucchiai e ½ di peperoncino in polvere

1 cucchiaino di pepe di Cayenna macinato

1 cucchiaino di origano secco

1 confezione (170 g) concentrato di pomodoro

1 barattolo (410 g) di pomodori a cubetti

1 barattolo (400 g) di passata di pomodoro

1tazza e 1/2 d'acqua

2 barattoli (da 410 g) di fagioli rossi scuri, scolati e lavati

2 tazze di macinato di tofu al gusto di hamburger

Procedimento

Scaldare l'olio in una pentola di medie dimensioni. Aggiungere la cipolla e cuocere al coperto fino a quando le cipolle saranno morbide (circa 5 minuti).

Aggiungere il peperoncino in polvere, il pepe di Cayenna, l'origano, tutti i prodotti a base di pomodoro e l'acqua. Portare ad ebollizione, quindi cuocere a fuoco lento per circa 15 minuti.

Aggiungere i fagioli e il macinato per hamburger e cuocere a fuoco lento per circa 30 minuti.

Zuppa cremosa di pomodoro e tofu

Ingredienti

4 tazze di pomodori tagliati a cubetti

1/2 cipolla tritata

1 cucchiaio di olio d'oliva

1 confezione (400 g) di tofu morbido

2 barattoli (da 300 g) di zuppa di pomodoro condensato

sale a piacere

pepe nero macinato a piacere

Procedimento

Soffriggere i pomodori e la cipolla in olio d'oliva fino a quando la cipolla non sarà trasparente.

Frullare la zuppa in scatola e il tofu in un frullatore, quindi aggiungere questa mistura alle cipolle e ai pomodori saltati. Continuare la cottura e aggiungere acqua se necessario. Aggiungere sale e pepe a piacere e guarnire con basilico fresco tritato.

Stufato vegano di zucca squash

<u>Ingredienti</u>

1 tazza di riso integrale crudo

230 g di cavolo nero tagliato a pezzetti

2 spicchi d'aglio pelati

1 confezione (280 g) di okra congelata

1 barattolo (800 g) di pomodori pelati interi, tagliati a pezzetti, con il loro liquido

1 zucca chayote tagliata a dadini

2 spicchi d'aglio schiacciati

1/4 di cucchiaino di zenzero macinato, o più a piacere

1/4 cucchiaino di aneto essiccato, o più a piacere

1/4 di cucchiaino di cumino macinato, o a piacere

1 cucchiaio di coriandolo fresco tritato, o a piacere

1 barattolo (450 g) di fagioli rossi, sciacquati e scolati

1 confezione (170 g) concentrato di pomodoro

farina al bisogno

Procedimento

Portare ad ebollizione il riso integrale e l'acqua in una pentola a fuoco alto. Ridurre la temperatura a medio bassa; coprire e lasciar cuocere fino a quando il riso è tenero e il liquido è stato assorbito, da 45 a 50 minuti.

Mettere il cavolo nero e i 2 spicchi d'aglio interi sbucciati in una pentola; aggiungere abbastanza acqua per coprire. Far bollire fino a quando i cavoli saranno teneri, circa 15 minuti. Scolare.

Unire l'okra, i pomodori, la zucca chayote e i 2 spicchi d'aglio schiacciati in una grande pentola separata; portare a ebollizione e cuocere fino a quando l'okra si sarà scongelata, circa 5 minuti. Ridurre la fiamma e continuare la cottura; condire con zenzero macinato, aneto, cumino macinato e coriandolo a piacere. Aggiungere il cavolo nero; cuocere a fuoco lento finché i sapori non si saranno amalgamati, almeno 40 minuti.

Schiacciare i fagioli e il concentrato di pomodoro in una ciotola; aggiungere allo stufato. Aggiungere il riso cotto e mescolare bene. Aggiungere un cucchiaio di farina per addensare, se lo si desidera. Regolare i condimenti a piacere.

Curry di tofu e zucca squash

Ingredienti

2 cucchiai di curry in polvere

½ cucchiaino di sale

¼ di cucchiaino di pepe macinato fresco

1 confezione da 400 g di tofu extra-solido o solido confezionato in acqua

4 cucchiaini di olio di canola, separati

1 grande zucca squash, tagliata a metà, privata dei semi e tagliata a cubetti da 2,5 cm

1 cipolla media, tagliata a metà e tagliata a fettine

2 cucchiaini di zenzero fresco grattugiato

1 lattina da 400 g di latte di cocco

1 cucchiaino di zucchero di canna chiaro

8 tazze di cavolo riccio tritato grossolanamente avendo cura di rimuovere gli steli duri

1 cucchiaio di succo di lime, o di più a piacere

Procedimento

Mescolare il curry in polvere, il sale e il pepe in una piccola ciotola. Asciugare il tofu con un tovagliolo di carta e tagliarlo a cubetti da 2,5 cm; mettere il tofu in una ciotola media con 1 cucchiaino della miscela di spezie.

Scaldare 2 cucchiaini di olio in una grande padella antiaderente a fuoco medio-alto. Aggiungere il tofu e cuocere, mescolando ogni 2 minuti, fino a doratura, da 6 a 8 minuti in totale. Trasferire in un piatto.

Riscaldare i restanti 2 cucchiaini di olio a fuoco medio-alto. Aggiungere la zucca, la cipolla, lo zenzero e la miscela di spezie rimanente; cuocere da 4 a 5 minuti mescolando, fino a quando le verdure saranno leggermente dorate. Aggiungere il latte di cocco e lo zucchero di canna e portare ad ebollizione.

Aggiungere metà del cavolo riccio e cuocere, mescolando per circa 1 minuto, fino a che sarà leggermente appassito. Unire il resto delle verdure e cuocere, mescolando, per 1 minuto.

Rimettere il tofu nella padella, coprire e cuocere da 3 a 5 minuti, mescolando una o due volte, fino a quando la zucca e le verdure saranno tenere. Togliere dal fuoco e aggiungere mescolando il succo di lime.

Chili di zucca con Slowcooker

<u>Ingredienti</u>

1 lattina di ceci (425 g)

1 lattina (410 g) di pomodori arrostiti tagliati a cubetti

2 tazze di brodo vegetale

1 lattina (450 g) di fagioli rossi

1 lattina (425 g) di purea di zucca

1 lattina (425 g) di fagioli neri

3 peperoni rossi (a dadini)

1 cipolla (a dadini)

1 lattina (230 g) di salsa di pomodoro

1 confezione (170 g) di spinaci novelli

1 lattina (115 g) di peperoncini verdi a pezzetti

1 lattina (65 g) di olive nere a fettine

1/4 di tazza di succo d'arancia

5 spicchi d'aglio (tritati)

1 cucchiaio di olio di semi

1 cucchiaio di concentrato di pomodoro

1 cucchiaio di cacao amaro in polvere

1 cucchiaio di zucchero di canna

2 cucchiaini di cumino in polvere

2 cucchiaini di chipotle in polvere

1 cucchiaino di sale

1/2 cucchiaino di origano secco

1/2 cucchiaino di coriandolo in polvere

Procedimento

Combinare tutti gli ingredienti in uno slowcooker.

Cuocere a fuoco basso, mescolando di tanto in tanto per circa 8 ore fino a quando i sapori si saranno amalgamati.

Zuppa di fagioli neri

Ingredienti

2 cucchiai di olio d'oliva

1 cipolla (a dadini)

1 peperone verde (a dadini)

2 gambi di sedano (a dadini)

1 carota grande (a dadini)

2 spicchi d'aglio tritati

2 lattine da 425 g di fagioli neri scolati

1 lattina (410 g) di pomodori tagliati a cubetti

1 tazza di acqua

1 cucchiaino di cumino

Procedimento

Scaldare l'olio d'oliva in una pentola a fuoco medio-alto; soffriggere per 5 minuti circa la cipolla, il peperone verde, il sedano, la carota e l'aglio fino a quando la cipolla sarà traslucida.

Aggiungere i fagioli neri, i pomodori a cubetti, l'acqua e il cumino e portare ad ebollizione. Ridurre il calore a medio-basso e far sobbollire almeno 20 minuti, finché i sapori non si saranno amalgamati.

Zuppa piccante di fagioli

<u>Ingredienti</u>

1/4 tazza di olio d'oliva

1 cipolla (a dadini)

2 spicchi d'aglio (a dadini)

2 lattine (da 450 g) di fagioli cannellini sciacquati e scolati

2 lattine (430 g) di fagioli rossi sciacquati e scolati

1 lattina (425 g) di fagioli neri sciacquati e scolati

3 gambi di sedano tritati

3 carote tritate

2 patate grandi tagliate a cubetti

425 g di cocktail di succo di pomodoro e verdure

2 cucchiai di zucchero di canna

1 cucchiaino e mezzo di timo secco

4 tazze di acqua

2 dadi di brodo vegetale

1 tazza di vino rosso

Procedimento

Scaldare l'olio in una grande padella a fuoco medio. Mettere la cipolla e l'aglio nella padella e cuocere lentamente mescolando finché saranno teneri e dorati.

Mettere i fagioli cannellini, i fagioli rossi, i fagioli neri, il sedano, le carote, le patate, il cocktail di succo di pomodoro e verdura, lo zucchero di canna, il timo, l'acqua e i dadi di brodo vegetale nella padella.

Cuocere a fuoco medio-alto per circa 25 minuti. Quando la miscela si addensa, aggiungere mescolando il vino rosso.

Stufato piccante di fagioli

Ingredienti
1 lattina (410 g) di pomodori schiacciati

2 tazze di mais fresco

1 tazza di fagioli borlotti secchi

1 tazza di fagioli neri secchi

1 tazza di ceci secchi

1 cucchiaio di olio d'oliva

1 cipolla (a dadini)

4 spicchi d'aglio schiacciati

1 cucchiaino di cumino in polvere

1/2 cucchiaino di cannella in polvere

sale e pepe a piacere

pepe di Cayenna a piacere

Procedimento

Sciacquare e mondare i fagioli borlotti, i fagioli neri e i ceci. Mettere in una grande ciotola e coprire con acqua. Lasciare in ammollo per una notte.

Scolare i legumi, metterli in una pentola capiente e coprirli con acqua. Portare ad ebollizione e cuocere per 1 ora, o fino a quando i fagioli saranno teneri. Potrebbe essere necessario aggiungere più acqua durante la cottura per evitare che si secchino o brucino.

Scaldare l'olio in una piccola casseruola a fuoco medio-alto. Soffriggere la cipolla e l'aglio finché la cipolla non diventa trasparente. Aggiungere il cumino. Ai fagioli aggiungere le cipolle, l'aglio e i pomodori schiacciati.

Cuocere a fuoco lento per circa 20 minuti. Aggiungere mescolando il mais e la cannella; cuocere ancora 15 minuti. Condire con sale, pepe e pepe di Cayenna a piacere prima di servire.

Capitolo 2: Ricette vegane per piatti principali ad elevato contenuto proteico

Insalata di fagioli neri e mais

<u>Ingredienti</u>

3 grandi pannocchie di mais, mondate
⅓ di tazza di pinoli
¼ di tazza di succo di lime
2 cucchiai di olio extravergine di oliva
¼ di tazza di coriandolo fresco tritato
½ cucchiaino di sale
Pepe macinato fresco, a piacere
2 lattine da 425 g di fagioli neri, sciacquati
1 pomodoro grande (a dadini)
½ tazza di cipolla rossa tritata
2 tazze di cavolo rosso a pezzetti

<u>Procedimento</u>

Portare ad ebollizione 2,5 cm di acqua in un forno olandese. Aggiungere le pannocchie di mais, coprire e cuocere circa 3 minuti, fino a quando non saranno tenere. Quando si saranno raffreddate abbastanza da poterle toccare, separare i chicchi dalle pannocchie con un coltello affilato.

Nel frattempo, mettere i pinoli in una piccola padella asciutta a fuoco medio-basso e cuocere mescolando da 2 a 4 minuti, fino a quando saranno fragranti e leggermente dorati.

Sbattere con una frusta il succo di lime, l'olio, il coriandolo, il sale e il pepe in una grande ciotola. Aggiungervi il mais, i pinoli, i fagioli, il cavolo, il pomodoro e la cipolla e mescolare per ricoprirli con il condimento. Conservare in frigorifero fino al momento di servire.

Tofu Sichuan

Ingredienti

½ tazza d'acqua, in due contenitori separati

¼ tazza di salsa di soia a ridotto contenuto di sodio

1 cucchiaio di concentrato di pomodoro

2 cucchiaini di aceto di Chinkiang o aceto balsamico

2 cucchiaini di zucchero

¼ - ½ cucchiaino di peperoncino rosso tritato o a piacere

1 cucchiaino più 2 cucchiai di amido di mais (separati)

1 confezione da 400 g di tofu extra-solido scolato

2 cucchiai di olio di canola (separati)

4 tazze di fagiolini, privati delle estremità e tagliati a metà

4 spicchi d'aglio tritati

2 cucchiaini di zenzero tritato

Procedimento

Sbattere con la frusta ¼ di tazza d'acqua, la salsa di soia, il concentrato di pomodoro, l'aceto, lo zucchero, il peperoncino rosso tritato a piacere e 1 cucchiaino di amido di mais in una piccola ciotola.

Mettere da parte. Tagliare il tofu a cubetti da 1 - 2 cm e asciugare con un panno. Mettere il tofu in una ciotola con i restanti 2 cucchiai di amido di mais e ricoprirlo con l'amido.

Scaldare 1 cucchiaio di olio a fuoco medio-alto in un wok o in una padella capiente. Aggiungere il tofu e spargerlo su tutta la superficie della padella. Lasciare cuocere indisturbato per 2 minuti. Girare e mescolare delicatamente. Continuare a cuocere mescolando di tanto in tanto per 2 o 3 minuti, fino a quando sarà leggermente dorato e croccante. Trasferire in un piatto.

Abbassare la fiamma. Aggiungere il rimanente cucchiaio di olio nella padella. Aggiungere i fagiolini, l'aglio e lo zenzero e cuocere per 1 minuto, mescolando continuamente.

Aggiungere il restante ¼ di tazza d'acqua, coprire e cuocere per altri 2-4 minuti, fino a quando i fagiolini sono teneri ma croccanti. Mescolare la miscela di salsa di soia preparata in precedenza e versarla sui fagiolini.

Cuocere circa un minuto mescolando fino a quando il liquido si sarà addensato. Aggiungere il tofu e cuocere un altro minuto mescolando fino a quando si sarà scaldato completamente.

Tofu arrosto al lime

Ingredienti

2 confezioni (da 400 g) di tofu extra-solido confezionato in acqua (scolato)

⅔ di tazza di salsa di soia a ridotto contenuto di sodio

⅔ di tazza di succo di lime

6 cucchiai di olio di sesamo tostato

Procedimento

Asciugare il tofu con un panno e tagliarlo in cubetti da 1-2 cm. Mescolare la salsa di soia, il succo di lime e l'olio in una ciotola media o in una grande busta di plastica sigillabile. Aggiungere il tofu e scuotere delicatamente per combinare. Marinare in frigorifero per 1 ora o fino a 4 ore, mescolando delicatamente una o due volte.

Preriscaldare il forno a 230°C.

Rimuovere il tofu dalla marinata con una schiumarola. Distribuire su 2 grandi placche da forno, assicurandosi che i pezzi non si tocchino.

Arrostire circa 20 minuti fino a doratura girando il tofu delicatamente a metà cottura.

Tofu al sesamo

Ingredienti

230 g di noodles di grano saraceno

3 cucchiai di olio di sesamo tostato (scuro)

2 scalogni (tritati)

1 cucchiaio di aglio tritato

2 cucchiaini di zenzero tritato

1 cucchiaio di zucchero di canna

2 cucchiai di salsa di soia a ridotto contenuto di sodio

2 cucchiai di salsa hoisin

230 g di tofu al forno a cubetti

2 tazze di fiori di broccoli

1 tazza di peperone giallo o arancione a fettine

3 cucchiai di arachidi tostate

Procedimento

Cuocere i noodles in una pentola di acqua bollente secondo le indicazioni sulla confezione. Scolare, sciacquare e trasferire in una grande ciotola.

Unire l'olio di sesamo, gli scalogni, l'aglio, lo zenzero e lo zucchero di canna in una piccola casseruola. Scaldare a fuoco medio fino a quando comincerà a sfrigolare. Cuocere per 15 secondi. Togliere dal fuoco e aggiungere mescolando la salsa di soia e la salsa hoisin. Aggiungere il tofu, i broccoli, i peperoni e le arachidi ai noodles; mescolare delicatamente per combinare.

Sformato di zucca squash

Ingredienti

3 cucchiai di olio extra vergine d'oliva, separati

1 cipolla grande (a dadini)

1 cucchiaio di aglio tritato

1 cucchiaio di paprika

2 cucchiaini e ½ di cumino macinato, diviso

1 cucchiaino di coriandolo in polvere

¼ di cucchiaino di pepe di cayenna, o a piacere

¼ di cucchiaino di pimento macinato

2 lattine da 425 g di ceci, sciacquati

1 confezione da 800 g pomodori a cubetti

2 tazze di spinaci tritati surgelati

1 tazza di quinoa o couscous integrale

½ tazza di uva sultanina

1 tazza di acqua

½ cucchiaino di sale, separato

2 confezioni da 280-350 g di purea di zucca, scongelate

⅓ di tazza di coriandolo fresco tritato finemente

Procedimento

Preriscaldare il forno a 230°C.

Scaldare 2 cucchiai di olio a fuoco medio in una padella antiaderente capiente. Aggiungere la cipolla e cuocere da 9 a 11 minuti, mescolando di tanto in tanto, finché sarà tenera e dorata. Aggiungere aglio, paprika, 2 cucchiaini di cumino, coriandolo, pepe di cayenna e pimento e cuocere per 30 secondi.

Aggiungere mescolando i ceci, i pomodori, gli spinaci, la quinoa, l'uva sultanina, l'acqua e ¼ di cucchiaino di sale. Cuocere mescolando per 5 minuti. Togliete dal fuoco.

Se la zucca scongelata è acquosa, collocarla in un setaccio a maglie fini e premere delicatamente per estrarre il liquido in eccesso. Trasferire in una ciotola media e mescolare i restanti 1 cucchiaio di olio, ½ cucchiaino di cumino e ¼ di cucchiaino di sale. Distribuire uniformemente la zucca sopra la miscela di ceci.

Coprire la padella e cuocere fino a cottura ultimata, circa 45 minuti per la quinoa. Lasciare raffreddare per 5 minuti. Impiattare spolverando con coriandolo.

Tofu saltato con anacardi

-

<u>Ingredienti</u>

1 confezione da 400 g di tofu extra-solido o solido confezionato in acqua (scolato)

3 cucchiai di salsa hoisin

2 cucchiai di salsa di soia a ridotto contenuto di sodio

½ cucchiaino di salsa di peperoncino e aglio

2 cucchiai di olio di canola (separati)

1 tazza di cipolla tritata

2 spicchi d'aglio tritati

1 cucchiaio di zenzero fresco grattugiato

2 tazze e ½ (230 g) di piselli dolci privati delle estremità

2 tazze e ¼ (230 g) di taccole private delle estremità

1 tazza di piselli freschi o scongelati precedentemente

½ tazza di anacardi leggermente salati tagliati a metà e in pezzi

Procedimento

Piegare un panno da cucina pulito e disporlo su un tagliere o su un piatto capiente. Posizionare il tofu sul panno, mettere un altro panno pulito ripiegato sul tofu e appoggiarvi sopra un peso piatto. Lasciare assorbire il liquido per 30 minuti.

Sbattere con la frusta la salsa hoisin, la salsa di soia e la salsa di peperoncino e aglio in una piccola ciotola.

Tagliare il tofu pressato in cubetti da 1 cm. Scaldare 1 cucchiaio d'olio in una padella antiaderente a fuoco medio-alto finché non sfrigola. Aggiungere il tofu e cuocere girando di tanto in tanto da 6 a 8 minuti, fino a doratura. Trasferire in un piatto.

Rimettere la padella sul fuoco e aggiungere il cucchiaio restante di olio. Mescolare la cipolla, l'aglio e lo zenzero; cuocere mescolando spesso per circa 1 minuto, fino a quando si inizia a sentire il profumo. Aggiungere i piselli dolci, le taccole e i piselli; cuocere, mescolando spesso, finché i legumi non prendono un colore verde brillante.

Rimettere il tofu nella padella insieme alla miscela di salsa hoisin e agli anacardi; cuocere, mescolando, per circa 1 minuto fino a quando tutto si sarà scaldato uniformemente.

Insalata piccante di tofu e ceci

<u>Ingredienti</u>

3 cucchiaini e ½ di paprika

3 cucchiaini e ½ di cumino in polvere

2 cucchiaini di aglio in polvere

1 cucchiaino di pepe macinato fresco

5 cucchiai di succo di limone, separati

4 cucchiai di olio extra vergine d'oliva, separati

1 confezione da 400 g di tofu extra-solido confezionato in acqua (scolato)

1 lattina da 425 g di ceci (sciacquati)

14 tazze di cavolo riccio a pezzetti

1 peperone medio o giallo o arancione, tagliato in strisce da 5 cm

½ cetriolo inglese, dimezzato e fatto a fettine

<u>Procedimento</u>

Posizionare la griglia nel terzo inferiore del forno; preriscaldare a 230°C. Ungere una grande teglia da forno con uno spray da cucina.

Unire la paprika, il cumino, l'aglio in polvere, il pepe e il sale in una grande ciotola. Mettere da parte 2 cucchiaini e ½ della mistura di spezie. Aggiungere 2 cucchiai di succo di limone e 1 cucchiaio di olio alla miscela di spezie rimanente. Tagliare il tofu a cubetti da 2 cm e asciugare con un panno. Aggiungere il tofu e i ceci alla miscela di spezie nella grande ciotola e mescolare per unire; lasciare riposare per 10 minuti.

Distribuire il tofu e i ceci sulla teglia preparata in un unico strato. Cuocere sul ripiano inferiore del forno per circa 20 minuti fino a doratura, mescolando una volta a metà cottura.

Nel frattempo, mettere i rimanenti 2 cucchiaini e ½ di composto di spezie nella ciotola grande e sbattere con la frusta con i restanti 3 cucchiai di succo di limone e 3 cucchiai di olio.

Aggiungere il cavolo riccio e, con le mani pulite, massaggiare le verdure 1 o 2 minuti, fino a ridurle di volume di quasi la metà. Aggiungere peperone e cetriolo e mescolare.

Servire l'insalata guarnita con il tofu e i ceci arrostiti.

Cavolo al tofu

Ingredienti

2 confezioni da 400-450 g di tofu extra-solido, asciugato con un panno

2 cucchiai e ½ di salsa di fagioli neri all'aglio, separati

2 cucchiai di olio di sesamo tostato, separati

2 cucchiaini di semi di sesamo

10 tazze di cavolo tagliato a pezzi

3 tazze di cappelli di funghi shiitake tagliati a metà

1 mazzetto di cipollotti, tagliato in pezzi da 2,5 cm, e la parte verde tritata per guarnire

2 cucchiai di vino di riso

2 cucchiaini di salsa piccante, a piacere

Procedimento

Posizionare le griglie nei terzi superiore e inferiore del forno; preriscaldare a 220°C. Ungere 2 grandi teglie da forno con uno spray da cucina.

Tagliare il tofu in pezzi da 2,5 cm e mescolare in una ciotola grande con 2 cucchiai di salsa di fagioli neri, 1 cucchiaio di olio di sesamo e i semi di sesamo. Distribuire in un unico strato su una delle teglie da forno preparate. (Mettere da parte la ciotola.) Arrostire il tofu nella parte inferiore del forno da 25 a 30 minuti, mescolando due volte, fino a doratura.

Nel frattempo, mescolare il cavolo, i funghi, i pezzi di scalogno, il restante ½ cucchiaio di salsa di fagioli neri e il restante cucchiaio di olio di sesamo nella grande ciotola. Stendere le verdure nella seconda teglia. Dopo 10 minuti che il tofu è in forno, infornare le verdure nella parte superiore del forno e cuocere, mescolando una o due volte per circa 20 minuti, finché saranno tenere.

Con un cucchiaio mettere il tofu sulle verdure, condire con vino di riso e salsa piccante e mescolare. Guarnire con la parte verde del cipollotto tritata, se lo si desidera, e servire.

Tofu Kung Pao

Ingredienti

1 confezione (450 g) di tofu solido, tagliato in 3 fette

1 tazza di salsa di soia a basso contenuto di sodio, divisa

1 pezzo (da 2,5 cm) di zenzero, finemente grattugiato

1 cucchiaio di olio di canola

1 cipolla gialla affettata

1 peperone verde grande, tagliato a pezzi

2 zucchine piccole tagliate a fettine

6 piccoli funghi tagliati a fettine

3 cucchiai di aceto di vino di riso

1 cucchiaio di salsa piccante asiatica al peperoncino

2 cucchiai di arachidi tritate tostate

Procedimento

Disporre le fette di tofu su un piatto ricoperto di carta assorbente e coprire con altra carta assorbente. Coprire con un oggetto pesante per circa 15 minuti per eliminare l'acqua in eccesso; scolare e disfarsi del liquido accumulato.

Mescolare 1/2 tazza di salsa di soia e lo zenzero in un grande piatto. Aggiungere le fette di tofu e lasciare marinare circa 15 minuti.

Preriscaldare il forno a 180 °C. Foderare una teglia con carta da forno.

Capovolgere le fette di tofu e lasciare marinare dall'altro lato per circa 15 minuti. Togliere il tofu dalla marinata e posizionarlo sulla teglia preparata.

Cuocere il tofu per circa 40 minuti nel forno preriscaldato finché non sarà asciutto, girando una volta a metà cottura. Tagliare in pezzi più piccoli.

Scaldare 1 cucchiaio di olio a fuoco medio-alto in un wok o in una padella capiente. Aggiungere la cipolla e il peperone verde; cuocere da 3 a 5 minuti, fino a quando la cipolla non sarà leggermente traslucida.

Aggiungere le zucchine e i funghi e cuocere 2 o 3 minuti mescolando finché non saranno leggermente dorati. Aggiungereil tofu cotto al forno.

Mescolare la rimanente 1/2 tazza di salsa di soia, l'aceto di riso e la salsa al peperoncino in una piccola ciotola. Versare nel wok e mescolare per circa 1 minuto, fino a quando la miscela di cipolla e tofu non sarà ben ricoperta. Guarnire con arachidi tostate.

Tofu all'aglio

Ingredienti

3 cucchiai di olio di canola

2 cucchiaini di aglio tritato

2 cucchiaini di zenzero tritato

1 lime

1 cucchiaio di tamari, o a piacere

900 g di tofu solido

Procedimento

Scaldare l'olio in un wok o in una grande padella a fuoco medio. Aggiungere mescolando l'aglio e lo zenzero e cuocere per 1 minuto. Aggiungere il tofu e la salsa tamari e mescolare per ricoprire il tofu. Coprire la padella e continuare la cottura per 20-30 minuti.

Condire il tofu con il succo del lime spremuto prima di servire.

Tofu saporito al pomodoro

Ingredienti

1 confezione (400 g) di tofu extra solido tagliato a fettine

1 lattina (410 g) di pomodori tagliati a dadini con basilico, aglio e origano

1/4 di tazza di aceto balsamico

1 cucchiaio di olio di semi

2 peperoni verdi tagliati a pezzetti

1/2 cipolla tritata

1/4 di cucchiaino di aglio in polvere

sale a piacere

Procedimento

Mettere le fette di tofu tra due panni puliti; consentire al tofu di eliminare l'acqua per circa 10 minuti. Tagliare il tofu in bocconcini e trasferirlo in una ciotola. Aggiungere i pomodori e l'aceto balsamico e marinare per 20 minuti.

Scaldare l'olio vegetale in una padella capiente a fuoco medio; cuocere mescolando i peperoni e le cipolle per circa 5 minuti, fino a quando saranno teneri. Aggiungere la miscela di tofu, l'aglio in polvere e il sale.

Coprire la padella e ridurre la fiamma a medio-bassa e far sobbollire circa 5 minuti, finché tutto sarà ben caldo.

Tofu piccante saltato

Ingredienti

1 lattina (da 400 g) di latte di cocco

1/4 di tazza di burro di arachidi

2 cucchiai di salsa di soia

2 cucchiai di zucchero di canna

1 cucchiaio di succo di lime

1 cucchiaino di salsa sriracha

1/2 cucchiaino di peperoncino macinato

1 cucchiaio di olio d'oliva

2 carote (a dadini)

1 peperone rosso (a dadini)

1 confezione (da 400 g) di tofu solido, scolato e tagliato a dadini da 2,5 cm

4 spicchi d'aglio tritati

2 cucchiai di zenzero fresco tritato

4 tazze di spinaci novelli

1 tazza e 1/2 di riso integrale cotto

<u>Procedimento</u>

Sbattere con la frusta il latte di cocco, il burro di arachidi, la salsa di soia, lo zucchero di canna, il succo di lime, la salsa sriracha e il peperoncino in polvere in una ciotola fino a formare una salsa uniforme.

Scaldare l'olio in una grande padella a fuoco medio-alto. Aggiungere le carote e il peperone rosso e saltare 1 o 2 minuti, fino a quando saranno teneri. Aggiungere il tofu e saltare fino a doratura, circa 4 minuti per lato. Aggiungere l'aglio e lo zenzero e cuocere mescolando circa 30 secondi, fino a che si comincia a sentire il profumo.

Versare la salsa nella padella e mescolare per ricoprire il tofu, le carote e il peperone. Cuocere circa 5 minuti, fino a quando i sapori non si combinano. Ridurre il calore al minimo; aggiungere gli spinaci 1 tazza alla volta fino ad che appassiscono. Servire con riso integrale.

Tofu agrodolce saltato

Ingredienti

550 grammi di ananas in pezzi o bocconcini, conservato in succo

3 cucchiai di aceto di vino di riso

2 cucchiai di ketchup

2 cucchiai di salsa di soia a ridotto contenuto di sodio

1 cucchiaio di zucchero di canna

1 confezione da 400 grammi di tofu extra-solido confezionato in acqua, scolato, sciacquato e tagliato in cubetti da 1 cm

2 cucchiaini di amido di mais

2 cucchiai di olio di canola (separati)

2 cucchiai di aglio tritato

1 cucchiaio di zenzero tritato

1 peperone rosso grande, tagliato in strisce da 1 cm x 5 cm

1 peperone verde grande, tagliato in strisce da 1 cm per 5 cm

Procedimento

Scolare e mettere da parte l'ananas, riservando ¼ di tazza di succo. Sbattere con la frusta il succo d'ananas, l'aceto, il ketchup, la salsa di soia e lo zucchero in una ciotola media fino a ottenere una salsa omogenea.

Mettere il tofu in una grande ciotola e mescolare con 3 cucchiai della salsa preparata. Lasciare marinare per almeno 5 minuti e fino a 30 minuti.

Nel frattempo, aggiungere l'amido di mais alla salsa rimanente e sbattere con la frusta fino a ottenere un composto omogeneo.

Scaldare 1 cucchiaio di olio a fuoco medio-alto in una padella antiaderente capiente. Trasferire il tofu nella padella usando un cucchiaio forato; sbattere la rimanente marinata nella ciotola con la salsa messa da parte.

Cuocere il tofu da 7 a 9 minuti in totale, mescolando ogni 1 o 2 minuti, fino a doratura. Trasferire in un piatto.

Aggiungere l'olio rimanente nella padella e riscaldare a fuoco medio. Aggiungere l'aglio e lo zenzero e cuocere circa 30 secondi, mescolando continuamente, fino a quando si inizia a sentire il profumo.

Aggiungere i peperoni rossi e verdi e cuocere per 2 o 3 minuti, mescolando spesso, fino a quando saranno teneri. Versare la salsa messa da parte e cuocere, mescolando, fino a farla addensare, circa 30 secondi.

Aggiungere il tofu e l'ananas e cuocere per circa 2 minuti mescolando delicatamente, fino a quando non saranno ben caldi.

Curry rosso

<u>Ingredienti</u>

1 confezione (350 g) di tofu solido tagliato a dadini

3 cucchiai di salsa di soia light, o più a piacere

1 lattina da 400 g di latte di cocco

1 cucchiaio di pasta di curry rosso tailandese, o più a piacere

230 g di fiori di broccoli

1 confezione (115 g) di funghi freschi tagliati a fette

1 porro, tagliato longitudinalmente, lavato, privato delle estremità e tagliato sottile

1 carota, tagliata a fiammiferi

1 limone (spremuto) o a piacere

1 pizzico di zucchero bianco

Procedimento

Unire il tofu e 3 cucchiai di salsa di soia in una piccola ciotola e marinare per circa 20 minuti.

Rimuovere lo strato superiore solido di panna di cocco dalla lattina di latte di cocco e riscaldare in un wok a fuoco medio. Aggiungere la pasta di curry e scaldare per 2 minuti. Aggiungere il tofu, i broccoli, i funghi, il porro e la carota e saltare per 2 minuti.

Versare il latte di cocco rimanente e cuocere a fuoco lento circa 5 minuti, fino a quando le verdure sono morbide. Condire con salsa di soia, succo di limone e zucchero.

Lasagne vegane con Slowcooker

Ingredienti

1 confezione (350 g) di tofu morbido

1 confezione (175 g) di pasta per lasagna vegana tagliata a pezzi

1/4 di tazza di cipolla tritata

2 cucchiai di aglio tritato

1 cucchiaino di sale

1 cucchiaino di pepe nero macinato

1 barattolo (800 g) di salsa di pomodoro

Procedimento

Mettere il tofu, le lasagne, la cipolla, l'aglio, il sale e il pepe macinato in uno slowcooker. Versare la salsa nello slowcooker e mescolare delicatamente gli ingredienti.

Cuocere su basso per 8 ore.

Tofu e zucca squash saltati

Ingredienti

1 cucchiaio di olio d'oliva o secondo la necessità

3 spicchi d'aglio (tritati)

1 zucca squash gialla, tagliata a dadini

1 zucchina tagliata a dadini

1 confezione (350 g) di tofu solido tagliato a dadini

1/4 di tazza di zucchero di canna

3 cucchiai di salsa di soia

1 cucchiaio di salsa sriracha

sale e pepe nero macinato a piacere

Procedimento

Scaldare l'olio d'oliva in una grande padella o wok a fuoco medio-alto. Cuocere l'aglio nell'olio caldo mescolando per 30 secondi, fino a quando comincia a profumare. Aggiungere la zucca e le zucchine e cuocere mescolando circa 7 minuti, fino a quando le zucche non si ammorbidiscono. Trasferire il composto di zucca in una ciotola.

Rimettere la padella sulla fiamma medio-alta, mettere il tofu a cubetti nella padella e aggiungere lo zucchero di canna e la salsa di soia. Cuocere mescolandoda 3 a 5 minuti, fino a quando ogni lato del tofu sarà dorato.

Rimettere la miscela di zucca nella padella e cuocere mescolando circa 3 minuti, fino a quando non sarà ben calda. Aggiungere la salsa sriracha e condire con sale e pepe nero.

www.ingramcontent.com/pod-product-compliance
Lightning Source LLC
LaVergne TN
LVHW011954070526
838202LV00054B/4916